Quelle alimentation pour la maladie de Cori ?

MENARD Cédric
DIETETICIEN-NUTRITIONNISTE
Diplômes d'Etat français

Merci infiniment d'avoir acheté cet ouvrage

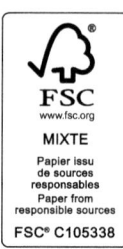

Edition : BoD - Books on Demand
12/14 rond-point des Champs Elysées, 75008 Paris
Imprimé par Books on Demand GmbH, Norderstedt, Allemagne
ISBN : 9782322273072
Dépôt légal : mars 2021

Bonjour et merci infiniment de votre confiance.

Vous avez acheté cet ouvrage afin d'accompagner sur un plan diététique votre maladie de Cori ou glycogénose de type 3, et sachez que j'ai tout fait, dans l'écriture de celui-ci, pour vous apporter un maximum de confort et de réconfort sur le plan diététique, mais également de satisfaction. Lisez et suivez attentivement les conseils de cet ouvrage et vous obtiendrez satisfaction. Vous êtes important(e) à mes yeux. J'ai écrit ces ouvrages pour vous aider du mieux de mes capacités. Merci.

Je m'appelle MENARD Cédric, et je suis diététicien-nutritionniste diplômé d'Etat. J'ai effectué une partie de mes études de diététique au sein de l'hôpital psychiatrique de Picauville, ainsi qu'aux services de néphrologie et de gastro-entérologie au C.H.U de Rennes. Une fois diplômé, je me suis installé comme diététicien-nutritionniste en profession libérale en 2008. J'ai profité de mes premiers mois d'installation pour me spécialiser en micronutrition, et fus diplômé du Collège Européen Nutrition Traitement Obésité (CENTO) en 2009.

Attention : cet ouvrage n'est pas adapté à de quelconques autres intolérances ou allergies alimentaires que la maladie de Cori : il vous appartiendra donc d'être vigilant(e) dans l'application des menus de proposés, et d'y faire, le cas échéant, une sélection alimentaire appropriée, notamment, par exemple, en cas d'intolérance au lactose ou au gluten.

Mon site Internet : **www.cedricmenarddieteticien.com**
Mon numéro de certification professionnelle **ADELI**, enregistré auprès de la DDASS : 509500435.

La maladie de Cori

Les mots accompagnés d'un astérisque* sont définis à la page 37.

Il s'agit d'une pathologie héréditaire, représentée par une anomalie de **la dégradation** du **glycogène***, qui s'accumule dans l'organisme de façon excessive et pathologique.

La maladie de Cori est aussi appelée glycogénose de type 3. Les glycogénoses sont des maladies rares, à très rares. On a pu, à ce jour, en décrire 9 types. Seules les glycogénoses de type 1 et de type 3, relèvent d'un traitement diététique indispensable.

La glycogénose de type 3 (ou maladie de Cori) se manifeste par des **hypoglycémies* modérées à sévères**, dues à l'absence d'une enzyme responsable de la dégradation du **glycogène*** musculaire et hépatique en glucose, à distance des repas, ce qui entraîne des **hypoglycémies* aux conséquences métaboliques sérieuses**. En effet, après un repas, l'excès de sucre circulant peut être stocké dans le foie et les muscles sous forme de glycogène. Celui-ci servant de **réserve énergétique** pour le cerveau (qui fonctionne grâce au glucose) et pour les muscles. Dès lors que le taux de sucre circulant dans le sang, n'est plus suffisant pour couvrir les besoins cérébraux et musculaires en sucre, et donc en énergie, une enzyme entre en action et dégrade le glycogène qui est stocké dans le foie et les muscles, le transformant en glucose circulant, et ce, afin de subvenir à leurs besoins en énergie, et ainsi d'éviter la « panne de carburant » = hypoglycémie. Le problème, c'est que cette enzyme est **inexistante** chez les personnes souffrantes de glycogénoses, donc, le cerveau tombe fatalement en « panne de carburant » : ce sont **les hypoglycémies** qui peuvent être très graves.

Les hypoglycémies dues à la maladie de Cori sont plutôt **simples à juguler par la diététique.**

Mesures hygiéno-diététiques :

1- Le traitement est **essentiellement diététique,** et il est **très facile** à mettre en place : l'alimentation de l'enfant sera fractionnée et sera **absolument riche** en féculents. À l'âge adulte, **l'alimentation sera tout simplement équilibrée, avec apports importants en féculents à chaque repas.**
   Pourquoi ? Des apports réguliers en féculents par le biais de l'alimentation, permettront de limiter, voire d'éviter, les risques d'hypoglycémies qui représentent les seules complications de la pathologie.

2- Les céréales seront complètes (pâtes complètes, riz complet, pain complet, pain aux céréales...), et au mieux, de gros calibre (tagliatelles, coudes, macaronis...) plutôt que des pâtes de petit calibre (coquillettes, vermicelles...), évitez autant que possible le pain blanc et les céréales **blutées***.
   Pourquoi ? Les céréales complètes ont un **index glycémique*** plus intéressant que les céréales **blutées*,** ce qui les rends plus aptes à limiter les risques hypoglycémies par rapport aux céréales **blutées***.

3- Vous devez effectuer **4 repas équilibrés** dans la journée.
   Pourquoi ? Tout individu atteint de glycogénose de type 3 a besoin d'équilibrer son alimentation, afin d'assurer à son organisme les apports nutritionnels indispensables à son bon fonctionnement quotidien, notamment par des apports réguliers en féculents.

4- Vous devez consommer un produit laitier à chaque repas.
   Pourquoi ? Les produits laitiers sont sources de calcium et de protéines de haute valeur biologique, indispensables au renouvellement cellulaire du squelette et de la masse musculaire. Le calcium prévient de l'ostéoporose, surtout chez les femmes.

5- Il est conseillé de consommer environ 100g de viande, poisson, œufs ou **assimilés*** par jour au déjeuner, ces apports ne sont pas obligatoires au dîner.

Pourquoi ? Les protéines animales rentrent dans le renouvellement des cellules musculaires, et apportent des vitamines importantes pour le bon fonctionnement de l'organisme. Il est déconseillé de surconsommer des produits carnés à l'âge adulte (sauf chez les sujets âgés), car cela entraîne une surcharge du travail rénal, par augmentation des déchets azotés dans l'organisme.

6- Vous devez apporter des légumes verts et des fruits frais en bonnes quantités.

Pourquoi ? Ceux-ci sont d'indispensables apports en vitamines, sels minéraux, fibres alimentaires végétales, utiles au bon fonctionnement de l'organisme, et à un bon transit intestinal. De plus, les fibres alimentaires végétales, favorisent **une diffusion plus progressive et plus lente de l'énergie** (sous forme de glucose), apportée par les féculents, ce qui est un point positif ayant une très grande importance dans le cadre d'une glycogénose.

7- Vous devez consommer le moins de sucres rapides possibles : sucre blanc, roux, de canne, bonbons, chocolats, confitures, gelée de fruit, marmelade, sirop, sodas sucrés, pâte à tartiner...

Pourquoi ? Ces produits n'ont aucun intérêt nutritionnel. Ils favorisent le surpoids et l'obésité. Les sucres rapides et les produits sucrés sont à éviter, surtout dans le cadre d'une glycogénose, **sauf si hypoglycémie.**

8- La seule boisson utile c'est l'eau (plate ou gazeuse). Les autres boissons non aucun réel intérêt.

9- Au niveau des matières grasses, privilégiez l'alternance des huiles végétales, pas d'excès en beurre ou margarine.

Pourquoi ? Les huiles végétales et le beurre, apportent des vitamines liposolubles indispensables (Vitamine E, A, D et K) des oméga 3, 6, et 9...

Présentation sommaire des diverses familles alimentaires

Un petit chapitre pratique pour vous présenter brièvement les différentes familles alimentaires. Ainsi, face à votre éventuelle pathologie, vous saurez mieux appréhender les conseils nutritionnels proposés dans cet ouvrage. A savoir que la présentation des produits dans chacune de leur famille alimentaire, ne signifie pas qu'ils vous soient tous autorisés dans votre alimentation courante !
Attention : les listes proposées ne sont pas complètes.

Les produits laitiers : il s'agit de tous les produits à base de lait de mammifère : lait entier, demi écrémé, écrémé de vache, de brebis, d'ânesse, de chèvre... et de tous les produits dérivés qui en découlent : yaourt, fromage frais, petit suisse, crème fraîche et beurre (ces deux derniers seront **prioritairement** associés à la famille alimentaire des matières grasses), babeurre, kéfir, tous les fromages, desserts lactés (riz au lait, crème dessert...) Les produits laitiers peuvent être allégés en matières grasses, être sans sucre, édulcorés, sucrés, sans lactose, sans galactose, aromatisés ou non, mais ***ils représenteront toujours des apports importants en calcium.***
Par mesure de praticité, on considèrera que le lait d'amande, le lait de soja et tous les produits qui en contiennent (yaourt au soja...) font partie de cette famille alimentaire des produits laitier.

Les viandes, poisson, œuf et assimilés : toutes les viandes, tous les poissons, tous les œufs et tous les produits industriels ou non et les plats préparés qui en contiennent dans des proportions convenables : raviolis, cassoulet, hachis, quiches... Les assimilés seront : les crustacés (coques, moule, crevettes, crabe...), le surimi...
Ils représenteront toujours des apports importants en protéines animales.

Les féculents : voir la liste des féculents sur mon site Internet : www.cedricmenarddieteticien.com
Les féculents sont, dans l'alimentation courante, surtout représentés par : le pain, les pommes de terre, les légumes secs, le riz, les pâtes, le quinoa, le boulgour et tous les produits alimentaires à base de farine de blé, orge, avoine, seigle, sarrasin, maïs, quinoa, riz, fécule de pommes de terre, le tapioca... *Ils représenteront toujours des apports importants en amidon*, qui est la source d'énergie principale et indispensable pour l'organisme. Ils sont également appelés : sucres lents.

Les légumes verts : voir la liste des légumes verts sur mon site Internet : www.cedricmenarddieteticien.com
Ils représenteront toujours des apports importants en fibres alimentaires végétales, en vitamines et en sels minéraux.

Les matières grasses : il s'agit de tous les corps gras tels l'huile végétale, la margarine végétale, le beurre, le saindoux, la crème fraîche qui sont les plus répandus, ils peuvent être allégés, salé ou non... *Ils représenteront toujours des apports importants en énergie, et en fonction du corps gras concerné : en omégas, en cholestérol, en acides gras et en vitamines A, E, D et K.*

Les fruits frais : tous les fruits sont représentés dans cette catégorie, ainsi que les compotes de fruits, les jus de fruits, les confitures riches en fruits et appauvries en sucre rentrent dans cette catégorie... *Ils représenteront toujours des apports importants en fibres alimentaires végétales, en vitamines et en sels minéraux.*

Les produits sucrés : il s'agit du sucre blanc, roux, de canne, glace, semoule... et de tous les produits qui en contiennent : bonbons, pâtisseries, gâteaux, biscuits, miel, chocolats, confitures, gelées, marmelades... ... *Ils représenteront toujours des apports importants en glucose,* source d'énergie pour l'organisme. Ils sont aussi appelés : sucres rapides.

Plan d'une journée d'alimentation adapté à la maladie de Cori

☝ATTENTION : il s'agit d'une proposition d'alimentation adaptée aux malades souffrant de glycogénose de type 3, c'est-à-dire aux personnes qui ne souffrent d'aucune autre pathologie connue, et ne réclamant aucune mesure diététique particulière <u>liée à une autre pathologie.</u>

Le petit-déjeuner

Le petit déjeuner doit être énergétique, riche en sucres lents sous forme de féculents <u>indispensables</u>, mais également riche en calcium, en eau et doit apporter un peu de matières grasses et des fibres alimentaires végétales en quantité.

➢ **Produit laitier au choix, ces apports sont importants :** laits de mammifères (vache, brebis, chèvre...) entiers, demi-écrémés, écrémés, lait d'amande, lait de soja, yaourt, petit suisse, fromage blanc, sucrés ou non, avec ou sans fruit, à base de soja ou non, édulcorés ou non, allégés en matières grasses ou non, fromage au choix, crème dessert lactée, crème pâtissière, flan... mais peut également être apporté sous la forme de riz au lait, semoule au lait...
⇨ **Apports en calcium et en protéines animales de haute valeur biologique.**

➤ **Un apport en féculent au choix <u>indispensable</u> :** pain (le pain complet, aux céréales… **seront nettement mieux** que le pain blanc, le pain peut être grillé soi-même sans problème), céréales complètes type muesli, flocons d'avoine, biscuits spéciaux pour petit-déjeuner riches en céréales, riz au lait, semoule au lait, pain suédois à la farine complète, chocos, parfois des pains au lait… **Evitez de consommer :** toutes les biscottes, cracottes, brioches, les céréales allégées pour régime, les céréales à base de blé soufflé qui sont très sucrées, les galettes de riz soufflé, brioches… produits trop gras et/ou trop sucrés.
⇨ **Apport en énergie à diffusion lente et progressive, ils apportent également des fibres alimentaires végétales, des sels minéraux et des vitamines.**

➤ **Un apport en fruit au choix :** fruit frais, fruit frais pressé soi-même, jus de fruits **100% fruit avec leur pulpe**, compote de fruits **sans sucre ajouté.**
⇨ **Apports en eau, vitamines, sels minéraux et fibres alimentaires végétales.**

➤ **Un apport en matières grasses :** privilégiez le beurre, mais pas d'excès d'apport dans le petit déjeuner. Attention à la margarine végétale, qui apporte de l'huile de palme en quantité plus ou moins importante, <u>je ne vous la conseille pas</u>. Les beurres allégés en matières grasses sont également allégés en vitamines A, E et D (donc pas très intéressants en définitive).
⇨ **Apports indispensables en acides gras, cholestérol, vitamines A, E et D et en énergie.**

➤ **Des apports en produits sucrés :** confitures, gelées, marmelades, sucres, miel, chocolats, gâteaux riches en sucre, céréales soufflées sucrées… n'ont pas d'intérêt particulier. **Je vous conseille de les éviter.** Le goût du sucre peut être remplacé par des édulcorants : aspartame, sucralose, extrait de Stévia sans problème.

➤ **Un apport en légumes verts :** sous forme de potage par exemple, sera possible et sera même très intéressant.
⇨ **Apports en fibres alimentaires végétales, en eau, en vitamines et en sels minéraux.**

Le déjeuner

Le déjeuner doit être énergétique, riche en sucres lents sous forme de féculents, mais doit être également riche en protéines animales, en calcium, en eau et doit apporter un peu de matières grasses, mais pas trop souvent sous forme cuite, ainsi que des fibres alimentaires végétales en quantité importante.

➢ **Produit laitier au choix, ces apports sont importants :** laits de mammifères (vache, brebis, chèvre...) entiers, demi-écrémés, écrémés, lait d'amande, lait de soja, yaourt, petit suisse, fromage blanc, sucrés ou non, avec ou sans fruit, à base de soja ou non, édulcorés ou non, allégés en matières grasses ou non, fromage au choix, crème dessert lactée, crème pâtissière, flan... mais peut également être apporté sous la forme de riz au lait, semoule au lait...
⇨ **Apports en calcium et en protéines animales de haute valeur biologique.**

➢ **Un apport en viande, poisson, œufs ou assimilés* :** environ 100g suffisent par déjeuner, ces apports sont importants. Les modes de cuisson seront grillés, au court-bouillon, au four, en papillote, au micro-onde. Pas trop de viandes en sauce et évitez de trop consommer des fritures et de cuisiner dans la matière grasse. **Les apports en poisson sont très intéressants**.
⇨ **Apports en protéines animales de haute valeur biologique, en calcium, en vitamines et en sels minéraux.**

➢ **Un apport indispensable en féculents :** vous devez consommer du pain (le pain complet, aux céréales... **seront nettement mieux** que le pain blanc). Vous devez également consommer du riz complet, ou des pâtes complètes ou encore des légumes secs (flageolet, coco, lentilles, soissons...), des pommes de terre... (Rendez vous sur mon site Internet, à la rubrique

« liste des féculents », pour obtenir une information beaucoup plus complète sur les féculents de disponibles à la consommation courante). Les céréales **blutées* seront à éviter autant que possible**. Les féculents représentent les fondations de votre alimentation et de votre équilibre alimentaire, **ils sont indispensables.**

⇨ **Apport en énergie à diffusion lente et progressive. Les féculents apportent également des fibres alimentaires végétales, des sels minéraux et des vitamines (surtout <u>si céréales complètes</u>).**

➢ **Un apport en légumes verts :** la consommation de légumes crus est conseillée pour au moins le 1/3 de ces apports totaux journaliers. Les légumes verts peuvent être également cuits, en boîte, surgelés, apportés sous forme de poêlée cuisinée (surgelée ou non), frais, sous forme de potage...

⇨ **Apports en fibres alimentaires végétales, en sels minéraux, en vitamines et en eau.**

➢ **Un apport en matières grasses :** limitez la consommation des graisses cuites telles les viandes cuites dans la matière grasse. Pas trop de crème fraîche. Evitez la margarine végétale si possible. Privilégiez l'huile d'olive pour la cuisson et l'huile de noix pour l'assaisonnement. Cependant, l'alternance régulière des huiles végétales est conseillée. Pas d'excès dans les apports.

⇨ **Apports indispensables en acides gras, oméga 3, 6 et 9, en vitamines A, E, K et D et en énergie.**

➢ **Un apport en fruit au choix :** fruit frais, fruit frais pressé soi-même, jus de fruits **100% fruit avec leur pulpe**, compote de fruits **sans sucre ajouté, fruits pochés.**

⇨ **Apports indispensables en eau, vitamines, sels minéraux et fibres alimentaires végétales.**

➢ **Des apports en produits sucrés :** confiture, gelée, marmelade, sucres, miel, chocolats, gâteaux riches en sucre... n'ont pas d'intérêt particulier. **Je vous conseille de les limiter au maximum.** Le goût du sucre peut être remplacé par des édulcorants : aspartame, sucralose, extrait de Stévia sans aucun problème.

Le goûter

Dans le cadre d'une glycogénose de type 3, le goûter est très important, surtout de par ses apports en féculents.

➤ **Produit laitier au choix, ces apports sont importants :** laits de mammifères (vache, brebis, chèvre...) entiers, demi-écrémés, écrémés, lait d'amande, lait de soja, yaourt, petit suisse, fromage blanc, sucrés ou non, avec ou sans fruit, à base de soja ou non, édulcorés ou non, allégés en matières grasses ou non, fromage au choix, crème dessert lactée, crème pâtissière, flan... mais peut également être apporté sous la forme de riz au lait, semoule au lait...
➪ **Apports en calcium et en protéines animales de haute valeur biologique.**

➤ **Un apport en féculent au choix indispensable :** pain (le pain complet, aux céréales... **seront nettement mieux** que le pain blanc, le pain peut être grillé soi-même sans problème), céréales complètes type muesli, flocons d'avoine, biscuits spéciaux pour petit-déjeuner riches en céréales, riz au lait, semoule au lait, pain suédois à la farine complète, chocos, parfois des pains au lait... **Evitez de consommer :** toutes les biscottes, cracottes, brioches, les céréales allégées pour régime, les céréales à base de blé soufflé qui sont très sucrées, les galettes de riz soufflé, brioches... produits trop gras et/ou trop sucrés.
➪ **Apport en énergie à diffusion lente et progressive, ils apportent également des fibres alimentaires végétales, des sels minéraux et des vitamines (si céréales complètes notamment).**

➤ **Un apport en fruit au choix :** fruit frais, fruit frais pressé soi-même, jus de fruits **100% fruit avec leur pulpe**, compote de fruits **sans sucre ajouté.**
➪ **Apports en eau, vitamines, sels minéraux et fibres alimentaires végétales.**

➢ **Un apport en matières grasses :** privilégiez le beurre, mais pas d'excès d'apport dans le petit déjeuner. Attention à la margarine végétale, qui apporte de l'huile de palme en quantité plus ou moins importante, <u>je ne vous la conseille pas</u>. Les beurres allégés en matières grasses sont également allégés en vitamines A, E et D (donc pas très intéressants en définitive).

➮ **Apports indispensables en acides gras, cholestérol, vitamines A, E et D et en énergie.**

➢ **Des apports en produits sucrés :** confitures, gelées, marmelades, sucres, miel, chocolats, gâteaux riches en sucre, céréales soufflées sucrées... n'ont pas d'intérêt particulier. **Je conseille de les éviter**. Le goût du sucre peut être remplacé par des édulcorants : aspartame, sucralose, extrait de Stévia sans problème.

➢ **Un apport en légumes verts :** sous forme de potage par exemple, sera possible et sera même très intéressant.

➮ **Apports en fibres alimentaires végétales, en eau, en vitamines et en sels minéraux.**

Le dîner

<u>Le dîner</u> ne doit pas être aussi calorique que le déjeuner, la présence des féculents est absolument nécessaire. Les apports en protéines animales ne seront pas nécessaires à chaque dîner. Les apports alimentaires en calcium, en eau seront importants, et ceux en matières grasses (pas trop souvent sous forme cuite) limités. Des fibres alimentaires végétales, apportées en quantité, sont impératives.

➢ **Produit laitier au choix, ces apports sont importants :** laits de mammifères (vache, brebis, chèvre...) entiers, demi-écrémés, écrémés, lait d'amande, lait de soja, yaourt, petit suisse, fromage blanc, sucrés ou non, avec ou sans fruit, à base de soja ou non, édulcorés ou non, allégés en matières grasses ou non, fromage au choix, crème dessert lactée, crème pâtissière, flan... mais peut également être apporté sous la forme de riz au lait, semoule au lait...
⇨ **Apports en calcium et en protéines animales de haute valeur biologique.**

➢ **Un apport en viande, poisson, œufs ou assimilés* :** environ 100g suffisent par dîner mais ne sont pas obligatoires. Les modes de cuisson seront grillés, au court-bouillon, au four, en papillote, au micro-onde. Pas trop de viandes en sauce et évitez autant que possible les fritures et les cuissons dans la matière grasse. <u>Favorisez le poisson le soir et la viande le midi.</u>
⇨ **Apport en protéines animales de haute valeur biologique. Apports intéressants en calcium, en vitamines et en sels minéraux.**

➢ **Un apport en féculents <u>indispensable</u> :** une portion de pain (le pain complet, aux céréales... **seront nettement mieux** que le pain blanc). Vous devez également consommer du riz complet, ou des pâtes complètes ou encore des légumes secs (flageolet, coco, lentilles, soissons...), des pommes de terre...

(Rendez vous sur mon site Internet, à la rubrique « liste des féculents », pour obtenir une information beaucoup plus complète sur les féculents de disponibles à la consommation courante). Les céréales **blutées* seront à éviter autant que possible.**
⇨ **Apport en énergie à diffusion lente et progressive. Les féculents apportent également des fibres alimentaires végétales, des sels minéraux et des vitamines (surtout <u>si céréales complètes</u>).**

➢ **Un apport en légumes verts :** la consommation de légumes crus est conseillée pour au moins le 1/3 de ces apports totaux journaliers. Les légumes verts peuvent être également cuits, en boîte, surgelés, apportés sous forme de poêlée cuisinée (surgelée ou non), frais, sous forme de potage...
⇨ **Apports en fibres alimentaires végétales, en sels minéraux, en vitamines et en eau.**

➢ **Un apport en matières grasses :** limitez la consommation des graisses cuites telles les viandes cuites dans la matière grasse. Pas trop de crème fraîche. Evitez la margarine végétale si possible. Privilégiez l'huile d'olive pour la cuisson et l'huile de noix pour l'assaisonnement. Cependant, l'alternance régulière des huiles végétales est conseillée. Pas d'excès dans les apports.
⇨ **Apports indispensables en acides gras, oméga 3, 6 et 9, en vitamines A, E, K et D et en énergie.**

➢ **Un apport en fruit au choix :** fruit frais, fruit frais pressé soi-même, jus de fruits **100% fruit avec leur pulpe**, compote de fruits **sans sucre ajouté, fruits pochés.**
⇨ **Apports indispensables en eau, vitamines, sels minéraux et fibres alimentaires végétales.**

➢ **Des apports en produits sucrés :** confiture, gelée, marmelade, sucres, miel, chocolats, gâteaux riches en sucre... n'ont pas d'intérêt particulier. **Je vous conseille de les limiter au maximum**. Le goût du sucre peut être remplacé par des édulcorants : aspartame, sucralose, extrait de Stévia sans aucun problème.

Exemples de petits-déjeuners (et de goûters) adaptés à maladie de Cori

Exemple 1

- Lait (entier, demi écrémé, écrémé), yaourt ou fromage blanc ou petit suisse, crème dessert... vous **consommerez ceux que vous aimez : au lait entier☺, sucrés☺ ou 0% matière grasse et édulcorés☺☺☺** avec ou sans fruit, au lait de soja, d'amande ou de mammifère...
⇨ *Apport en produit laitier.*

- **Une portion de pain indispensable.** Le pain sera complet ou aux céréales☺☺☺, si vous n'aimez pas le pain complet ni celui aux céréales, du pain blanc sera consommé à la place☺. Le pain peut être grillé ou non.
⇨ *Apport en féculent indispensable.*

- Beurre☺☺☺ ou margarine végétale☹. Les beurres allégés (41 %, 20 %, 15 % MG...) sont allégés en calories mais également en vitamines, ce qui réduit leur intérêt nutritionnel.
⇨ *Apport en matières grasses.*

- 1 compote de fruits sans sucre ajouté.
⇨ *Apport en fruits.*

Exemple 2

- Une portion de pain indispensable. Le pain sera complet ou aux céréales☺☺☺, si vous n'aimez pas le pain complet ni celui aux céréales, du pain blanc sera consommé à la place☺. Le pain peut être grillé ou non.
⇨ *Apport en féculent indispensable.*

- Fromage au choix.
⇨ *Apports en produit laitier (fromage) et en matières grasses (celles du fromage, voir ci dessous↴).*

- 1 fruit frais au choix.
⇨ *Apport en fruit.*

☞ Les matières grasses du fromage remplacent celles apportées en temps normal par le beurre, **qui est dans le cas présent absent**.

Exemple 3

- Lait (entier, demi écrémé, écrémé), yaourt ou fromage blanc ou petit suisse, crème dessert... vous **consommerez ceux que vous aimez : au lait entier☺, sucrés☺ ou 0% matière grasse et édulcorés☺☺☺** avec ou sans fruit, au lait de soja, d'amande ou de mammifère...
⇨ *Apport en produit laitier.*

- 1 verre de jus de fruits 100% fruit.
⇨ *Apport en fruits.*

- Petits pains suédois (si possible à base de farine de blé complet). ⇨ *Apport en féculent indispensable.*

- Beurre☺☺☺ ou margarine végétale☹. Les beurres allégés (41 %, 20 %, 15 % MG...) sont allégés en calories mais également en vitamines, ce qui réduit leur intérêt nutritionnel.
⇨ *Apport en matières grasses.*

Exemple 4

- Lait (entier, demi écrémé, écrémé), yaourt ou fromage blanc ou petits suisses, crème dessert... vous **consommerez ceux que vous aimez : au lait entier**☺**, sucrés**☺ **ou 0% matière grasse et édulcorés**☺☺☺ avec ou sans fruit, au lait de soja, d'amande ou de mammifère...
⇨ *Apport en produit laitier.*

- Muesli aux fruits secs.
⇨ *Apports en féculent indispensable et en fruits.*

☞Dans cet exemple de petit-déjeuner, les matières grasses ne sont pas présentes, on n'en fera pas une maladie, nous n'allons tout de même pas mettre du beurre dans le muesli !

Exemple 5

- Lait (entier, demi écrémé, écrémé), yaourt ou fromage blanc ou petits suisses, crème dessert... vous **consommerez ceux que vous aimez : au lait entier**☺**, sucrés**☺ **ou 0% matière grasse et édulcorés**☺☺☺ avec ou sans fruit, au lait de soja, d'amande ou de mammifère...
⇨ *Apport en produit laitier.*

- Crêpes nature fourrées à la compote de fruits rouges.
⇨ *Apports en féculents indispensables (farine de blé et Maïzena) et en fruits.*

☞ Dans cet exemple de petit-déjeuner, les matières grasses ne sont à nouveau, pas présentes. Cela n'est pas grave.

Exemple 6

- Lait d'amande chocolaté ou nature, sucré ou non.
⇨ *Apport en calcium.*

- Sandwich composé de pain complet, un peu de beurre, jambon blanc et fromage au choix.
⇨ *Apports en féculent (pain), en matières grasses (beurre), en protéines animales (jambon blanc) et en calcium (fromage).*

- 1 jus de fruits 100% fruit.
⇨ *Apport en fruits.*

Exemples de déjeuners adaptés à la maladie de Cori

Exemple 1

- Crudités au choix dressées avec vinaigrette, sel et poivre.
⇨ *Apports en légumes verts + une part d'huile qui représente une partie des apports conseillés en matières grasses.*

- 1 viande grillée, (sel et poivre).
⇨ *Apport en protéines animales.*

- Pâtes (au mieux les pâtes seront à base de blé complet), accompagnées après cuisson d'une noisette de beurre et de gruyère râpé.
⇨ *Le beurre représente la partie restante des apports recommandés en matières grasses pour le déjeuner + apports en un produit laitier qui est représenté par le gruyère râpé (fromage) + apport en féculent indispensable (les pâtes).*

- **Une portion de pain indispensable.** Le pain sera complet ou aux céréales☺☺☺, si vous n'aimez pas le pain complet ni celui aux céréales, du pain blanc sera consommé à la place☺.
⇨ *Apport en féculent indispensable.*

- 1 pomme.
⇨ *Apport en fruit.*

Exemple 2

- Salade composée avec : tomate, concombre, laitue, maïs doux à volonté, du surimi et du thon au naturel + riz (si possible du riz complet) + un peu d'huile pour faire la vinaigrette, sel et poivre.
⇨ *Apports en légumes verts + protéines animales (thon et surimi) + féculent indispensable (riz) + matières grasses (huile végétale).*

- **Une portion de pain indispensable.** Le pain sera complet ou aux céréales☺☺☺, si vous n'aimez pas le pain complet ni celui aux céréales, du pain blanc sera consommé à la place☺.
⇨ *Apport en féculent indispensable.*

- Fromage au choix.
⇨ *Apport en produit laitier.*

- Une compote de fruits au choix **sans sucre ajouté.**
⇨ *Apport en fruits.*

Exemple 3

- 2 tomates farcies avec de la viande hachée et du riz cuit pilaf au curry (si possible du riz complet), sel et poivre.
⇨ *Apports en légume vert (tomates) + protéines animals (viande) + féculent indispensable (riz) + matières grasses (de l'huile végétale fut utilisée pour l'élaboration du riz pilaf).*

- **Une portion de pain indispensable.** Le pain sera complet ou aux céréales☺☺☺, si vous n'aimez pas le pain complet ni celui aux céréales, du pain blanc sera consommé à la place☺.
⇨ *Apport en féculent indispensable.*

- 1 yaourt aux fruits au choix **au lait entier**☺**, sucré**☺ **ou 0% matière grasse et édulcoré**☺☺☺.
⇨ *Apport en produit laitier.*

- Banane.
⇨ *Apport en fruit.*

Exemple 4

- Salade composée de pommes de terre avec une vinaigrette élaborée avec un peu de moutarde, de la sauce Maggi saveur (genre Viandox), sel et poivre.
⇨ *Apports en féculent indispensable (pommes de terre) + matières grasses (huile végétale).*

- 1 beau rouget cuit en papillote, accompagné d'une julienne de légumes verts à volonté, sel et poivre.
⇨ *Apports en protéines animales (poisson) + légumes verts.*

- **Une portion de pain indispensable.** Le pain sera complet ou aux céréales☺☺☺, si vous n'aimez pas le pain complet ni celui aux céréales, du pain blanc sera consommé à la place☺.
⇨ *Apport en féculent indispensable.*

- Fromage au choix.
⇨ *Apport en produit laitier.*

- 1 tartelette aux pommes.
⇨ *Apport en fruit.*

Exemple 5

- Moules de bouchot **à volonté**, mode de cuisson au choix, sel et poivre.
⇨ *Apports en protéines animales (moules).*

- Pommes de terre frites au four (frites surgelées à cuire au four)☺☺☺, sinon frites naturelles « maison » à cuire dans la machine qui n'utilise d'une cuillère à soupe d'huile... ☺☺☺ ou encore frites traditionnelles cuites dans de l'huile de friture☺.
⇨ *Apports en féculent (pommes de terre) + matières grasses.*
- **Une portion de pain indispensable.** Le pain sera complet ou aux céréales☺☺☺, si vous n'aimez pas le pain complet ni celui aux céréales, du pain blanc sera consommé à la place☺.
⇨ *Apport en féculent indispensable.*

- Laitue **à volonté** avec vinaigrette, sel et poivre.
⇨ *Apports en matières grasses + légume vert (laitue).*

- Fromage blanc, **au lait entier**☺, **sucré**☹ **ou 0% matière grasse et édulcoré**☺☺☺, accompagné de morceaux de fruits frais au choix.
⇨ *Apports en produit laitier et en fruits.*

Exemple 6

- Salade de tomates sauce vinaigrette, sel et poivre.
⇨ *Apports en légume vert (tomates) + matières grasses (huile végétale).*

- Quiche au poisson (poisson au choix), faite avec une pâte feuilletée ou brisée.

⇨ *Apport en protéines animales (poisson) + apport léger en produits laitiers (appareil à flan) + apport léger en féculent (pâte feuilletée ou brisée).*

- **Une portion de pain indispensable.** Le pain sera complet ou aux céréales☺☺☺, si vous n'aimez pas le pain complet ni celui aux céréales, du pain blanc sera consommé à la place☺.
⇨ *Apport en féculent indispensable.*

- 1 semoule de riz au lait de soja faite « maison » ou industrielle.
⇨ *Apports en produit laitier (lait) + féculent (semoule de riz).*

- Tranches d'ananas au naturel.
⇨ *Apport en fruit.*

Exemples de dîners
adaptés à la maladie de Cori

Exemple 1

- Potage de légumes (la quantité de potage n'est pas limitée), sel et poivre.
⇨ *Apport en légumes verts.*

- 2 gros œufs cuits « au plat », dans une poêle antiadhésive, avec un peu d'huile végétale au choix. **ŒUFS NON OBLIGATOIRES.**
⇨ *Apports en protéines animales (œufs) + matières grasses (huile végétale).*

- Risotto.
⇨ *Apport féculent indispensable.*

- **Une portion de pain indispensable.** Le pain sera complet ou aux céréales☺☺☺, si vous n'aimez pas le pain complet ni celui aux céréales, du pain blanc sera consommé à la place☺.
⇨ *Apport en féculent indispensable.*

- Fromage au choix.
⇨ *Apport en produit laitier.*

- Une poignée de cerises.
⇨ *Apport en fruits.*

Exemple 2

- Taboulé.
⇨ *Apports en féculent indispensable (semoule de blé) + matières grasses (huile végétale du taboulé).*

- Roulades de blancs de poireaux au jambon blanc, accompagnées de crème fraîche (ou béchamel), le tout parsemé de gruyère râpé, puis l'ensemble cuit au four, sel et poivre. **JAMBON NON OBLIGATOIRE.**
⇨ *Apports en légume vert (poireaux) + protéines animales (jambon blanc) + matières grasses et produits laitiers (crème fraîche et gruyère).*

- **Une portion de pain indispensable.** Le pain sera complet ou aux céréales☺☺☺, si vous n'aimez pas le pain complet ni celui aux céréales, du pain blanc sera consommé à la place☺.
⇨ *Apport en féculent indispensable.*

- Un yaourt aux fruits au choix : **au lait entier☺, sucré☺ ou 0% matière grasse et édulcoré**☺☺☺, au lait de mammifère ou de soja.
⇨ *Apports en produit laitier et en fruits.*

- Une compote de rhubarbe faite « maison » édulcorée ou sucrée.
⇨ *Apport en fruit (pas tout à fait vrai, en effet, la rhubarbe est un légume vert...)*

Exemple 3

- Salade composée de crevettes décortiquées, coques, tomate, concombre, pomme golden coupée en dès, jeunes pousses de maïs doux, le tout assaisonné d'une sauce fromage blanc + un

peu d'huile végétale + jus de citron ou vinaigre, sel et poivre + haricots rouges.
⇨ *Apports en légumes verts (tomate, jeunes pousses de maïs et concombre) + protéines animales (crevettes, coques) + produit laitier (fromage blanc) + féculent indispensable (haricots rouges) + matières grasses (huile végétale) + apport en fruit (pomme).*

- **Une portion de pain indispensable.** Le pain sera complet ou aux céréales☺☺☺, si vous n'aimez pas le pain complet ni celui aux céréales, du pain blanc sera consommé à la place☺.
⇨ *Apport en féculent indispensable.*

Exemple 4

- Salade de pommes de terre sauce vinaigrette à la moutarde, sel et poivre.
⇨ *Apports en féculent indispensable (pommes de terre) + matières grasses (huile végétale).*

- Rôti de bœuf cuit. **NON OBLIGATOIRE.**
⇨ *Apport en protéines animales*.

- Bouquets de chou fleur cuits à la vapeur, puis nappés d'une sauce béchamel, sel et poivre.
⇨ *Apports en légume vert (chou fleur) + produit laitier (béchamel) + léger apport en féculent (béchamel).*

- **Une portion de pain indispensable.** Le pain sera complet ou aux céréales☺☺☺, si vous n'aimez pas le pain complet ni celui aux céréales, du pain blanc sera consommé à la place☺.
⇨ *Apport en féculent indispensable.*

- Fromage au choix.
⇨ *Apport en produit laitier.*

- 2 clémentines.
⇨ *Apport en fruits.*

Exemple 5

- Une andouillette grillée.
⇨ *Apport en protéines animales.*

- Petits pois et carottes, accompagnés de pommes de terre et d'une noisette de beurre.
⇨ *Apports en légumes verts (petits pois et carottes) + féculents indispensable + matières grasses (beurre).*

- **Une portion de pain indispensable.** Le pain sera complet ou aux céréales☺☺☺, si vous n'aimez pas le pain complet ni celui aux céréales, du pain blanc sera consommé à la place☺.
⇨ *Apport en féculent indispensable.*

- 1 crème dessert light ou non saveur chocolat.
⇨ *Apport en produit laitier.*

- Salade de fruits au naturel ou au sirop léger.
⇨ *Apport en fruits.*

Résumons, dans le cadre de la maladie de Cori...

➢ Le régime alimentaire à suivre sera parfaitement équilibré, riche en féculents qui sont absolument indispensables, pas de repas sauté.

➢ Au rayon des produits laitiers (hors fromage) : **tous**.

➢ Au rayon des fromages : **tous**.

➢ Au rayon des viandes, poissons, œufs et **assimilés*** : **tous**. Au mieux, ces apports peuvent ne se faire **qu'aux déjeuners, ils peuvent être évités aux dîners.**

➢ Au rayon du pain : le pain complet, aux graines... sont à privilégier, **évitez, si possible, le pain blanc.**

➢ Au rayon des féculents : ils sont absolument **indispensables à chaque repas**, même au goûter. **Privilégiez fortement les céréales complètes ou à base de farines complètes, et si possible, évitez les céréales blutées*.**

➢ Au rayon des légumes verts (rendez vous sur mon site à la rubrique : « - Liste des légumes verts ») : **tous**.

➢ Au rayon des fruits frais, compotes, jus de fruits 100% fruit : **tous**.

➢ Au rayon des matières grasses : elles ne poseront pas de problème.

➢ Au rayon du sucre et des produits sucrés : **inutiles, à éviter au maximum. (Sauf si hypoglycémies).** Les édulcorants que sont l'aspartame, le sucralose et l'extrait de Stévia peuvent être consommés.

➢ Les boissons seront plates ou gazeuses : aucun problème. Pas de boissons sucrées (sodas... sauf si light ou zéro...)

➢ Au rayon des condiments (sel, poivre, épices, moutarde...) : **tous**.

➢ Le poids n'intervient pas dans la glycogénose de type 3.

➢ Les hypoglycémies seront contrôlées essentiellement grâce au respect sérieux des mesures diététiques proposées.

➢ L'activité physique n'est pas déconseillée, à condition d'apporter suffisamment de féculents aux repas, de façon à éviter toutes éventuelles hypoglycémies liées à l'effort sportif.

Glossaire

Acalorique : qui est dépourvu d'énergie intrinsèque.

Acidose : diminution de l'alcalinité du plasma (qui s'acidifie).

Albuminémie : teneur sanguine en albumine (protéine circulante).

Alcaliniser : faire tendre vers un pH alcalin, diminuer l'acidité.

Anémie : carence(s) en fer, et/ou en vitamine B9 et/ou en vitamine B12.

Anévrisme : tumeur circonscrite développée dans le trajet d'une artère par dilatation des parois.

Anisakis : ver nématode parasite responsable de l'anisakiase, responsable de tumeur (côlon, estomac). Infestation causée par la consommation de poisson cru ou mal cuit.

Anorexie : qui ne s'alimente plus.

Artères coronaires : artères nourricières du cœur.

Assimilés (des viandes, poissons et œufs) : surimi, crevette et autres crustacés, insectes...bref, tous les autres apports alimentaires riches en protéines animales.

Asthénie : fatigue musculaire plus ou moins importante.

Athérogène : qui favorise **l'athérogénèse***.

Athérogénèse : qui favorise la formation de plaque d'athérome au niveau des artères. Si cette plaque d'athérome se décolle de l'artère, elle peut bloquer l'irrigation sanguine, par exemple du cerveau, et provoquer un AVC.

Athérosclérose coronarienne : dégénérescence des artères nourricières du cœur, due à la formation de plaques d'athérome dans la couche interne de ces artères.

Auto-immune : maladie au cours de laquelle l'organisme libère des anticorps contre lui-même, car il ne reconnaît plus ses propres organes, et les considère comme des corps étrangers.

Bassinet : zone du rein, en forme d'entonnoir, qui recueille l'urine.

Blutée : se dit d'une céréale dont on a retiré le son (riz blanc, farine de blé T45...)

Calice : partie du rein qui donne naissance au bassinet.

Cataracte : affection oculaire aboutissant à l'opacité du cristallin ou à celle de sa capsule.

Congénitale : acquis de part la naissance.

Corticothérapie : traitement médical à base d'apport(s) de cortisone.

Dépenses énergétiques basales : il s'agit des dépenses énergétiques totales liées exclusivement au fonctionnement de l'organisme au repos complet (dépenses liées à la respiration, à la circulation sanguine...)

Duodénum : première partie de l'intestin grêle, localisée juste à la suite de l'estomac.

Dyspepsie : digestion difficile.

Dysphagie : difficulté d'origine physique à s'alimenter.

Epigastrique : région supérieure de l'abdomen, comprise entre le nombril et le sternum.

Etiologie : terme médical désignant les causes responsables d'une pathologie.

Fécalome : accumulation considérable de matières fécales, créant un bouchon obstruant la lumière intestinale.

Gastrectomie : ablation chirurgicale partielle ou totale de l'estomac.

Glucodépendant : qui a un besoin vital de glucide(s), organe qui est dépendant des apports alimentaires en glucide(s).

Hémopathie maligne : affection entraînant une modification du sang d'origine cancéreuse.

Hernie : sortie d'une partie d'un organe en dehors de sa cavité naturelle, où il se trouve en temps normal.

Hydrophile : qui est attiré par l'eau, qui aime l'eau.

Hyperinsulinisme : sécrétion très importante d'insuline par le pancréas.

Hyperkaliémie : excès de potassium dans le sang.

Hyperparathyroïdie : suractivité des glandes parathyroïdes, glandes qui interviennent dans le métabolisme phosphocalcique.

Hypertriglycéridémie : excès de triglycérides dans le sang.

Hyperuricémie : excès d'acide urique dans le sang.

Hypoglycémie : taux de glucose circulant dans le sang anormalement bas.

Hypophyse : glande endocrine située dans le cerveau, reliée à l'hypothalamus par la tige pituitaire. Elle régule de nombreuses autres glandes endocrines de l'organisme grâce à la sécrétion d'hormones hypophysaires.

Hyponatrémie : baisse anormale du taux de sodium dans le sang.

Iatrogène : qui est provoqué par le médecin.

Idiopathique : se dit d'une maladie dont on ne connaît pas la cause.

Insulinorésistance : résistance de l'organisme à l'action de l'insuline.

Intima : tunique interne d'une artère ou d'une veine.

Ischémie myocardique transitoire : diminution de l'irrigation sanguine artérielle du cœur de façon plus ou moins prolongée.

Jéjunum : deuxième partie de l'intestin grêle, localisée juste à la suite du **duodénum*.**

Lésions athéroscléreuses : lésions inflammatoires chroniques, localisées au niveau de la média des artères, constituées de dépôt de calcium, protéines, cholestérol...

Listériose : affection due à une bactérie : Listéria Monocytogenes.

Lithiase : formation de petit caillou.

Média : tunique moyenne d'une artère ou d'une veine.

Métabolisme de base : voir dépenses énergétiques basales.

Néphron : unité fonctionnelle du rein.

Occlusion : conduit naturel qui s'est bouché, obstrué.

Odynophagie : déglutition douloureuse.

Œsophagite peptique : inflammation de la paroi de l'œsophage due aux remontées acides, plus ou moins fréquentes, de l'estomac.

Pancréatite : inflammation du pancréas.

Parenchyme : tissu fonctionnel.

Péristaltisme intestinal : contractions intestinales qui propulsent les matières fécales vers la sortie du tube digestif.

Postprandial : qui se produit immédiatement après le repas.

Reflux gastro œsophagien : remontée du contenu acide de l'estomac dans l'œsophage.

Rétrosternale : qui est localisé derrière le sternum.

Sclérose : induration pathologique d'un organe ou d'un tissu par suite de l'hypertrophie du tissu conjonctif qui rentre dans sa structure.

Spina-bifida : malformation du nouveau-né consistant en un défaut de soudure au niveau de plusieurs vertèbres, d'où une fissure apparente à la naissance de l'enfant.

Sténose : rétrécissement.

Sucres rapides : ce dit des glucides qui sont rapidement absorbés par le tube digestif, ce qui entraîne une élévation très rapide de la sécrétion d'insuline. Le plus répandu est le glucose.

Tératogène : qui provoque des malformations du fœtus.

Thrombogène : qui favorise la formation de thrombus : masse sanguine coagulée (caillot) se formant dans les artères.

Thrombose : formation d'un caillot dans un vaisseau sanguin ou dans une des cavités du cœur chez un être vivant.

Tissu adipeux : tissu faisant office de réserve principale de triglycérides (graisses).

Toxoplasmose : pathologie pouvant être grave chez la femme enceinte, due à la parasitose par un parasite unicellulaire : le toxoplasme. Le nouveau-né peut naître aveugle lors de la contamination de la mère gestante par ce parasite.

Uretère : canal véhiculant l'urine du bassinet du rein à la vessie.

☺ : Passablement bien.

☺☺ : Bien.

☺☺☺ : Excellent.

☻ : Neutre.

☹ : A éviter, très mauvais.

☠ : Interdit, voire, dans certains cas, potentiellement mortel.